ESSAI SUR LE TRAITEMENT

DES

HÉMORRHAGIES ARTÉRIELLES

DE

LA MAIN ET DU POIGNET

PAR

M. Paul LEBRUN,

Docteur en médecine de la Faculté de Paris,
Ex-élève des Laboratoires de Chimie et de Physique de la Sorbonne
(Ecole pratique des Hautes-Etudes).

PARIS

OCTAVE DOIN, LIBRAIRE-EDITEUR

8, PLACE DE L'ODÉON.

1877

ESSAI SUR LE TRAITEMENT

DES

HÉMORRHAGIES ARTÉRIELLES

DE

LA MAIN ET DU POIGNET

PAR

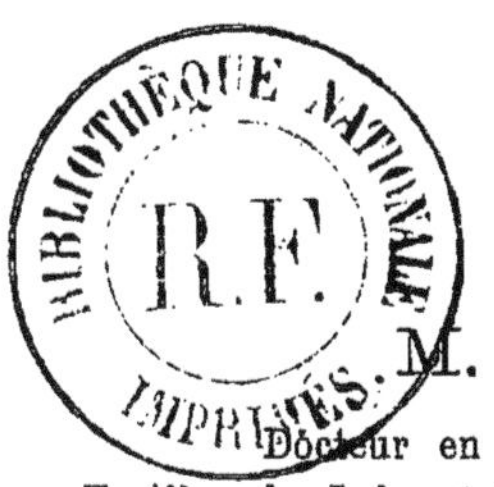

M. Paul LEBRUN;

Docteur en médecine de la Faculté de Paris,
Ex-élève des Laboratoires de Chimie et de Physique de la Sorbonne
(Ecole pratique des Hautes Etudes).

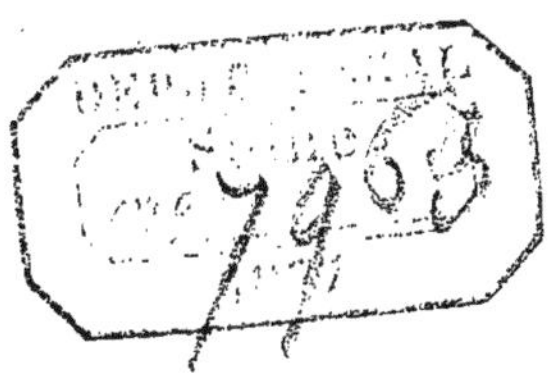

PARIS

OCTAVE DOIN, LIBRAIRE-EDITEUR

8, PLACE DE L'ODÉON.

—

1877

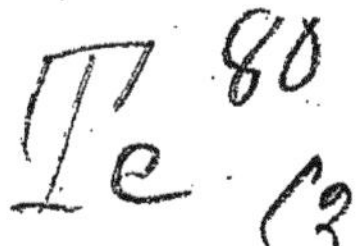

A MON PÈRE & A MA MERE

Profond témoignage d'affection et de reconnaissance

A MES PARENTS

A MES AMIS.

A la mémoire

DE PAUL LORAIN

Chevalier de la Légion d'honneur,
Professeur à la Faculté de médecine,
Médecin de la Pitié,

Mon premier maitre dans les hôpitaux

A. M. J. GIRARD

Officier de la Légion d'honneur,
Proviseur du Lycée Louis-le-Grand,

A. M. F. GUYON

Chevalier de la Légion d'honneur,
Professeur de pathologie chirurgicale à la Faculté de médecine
Chirurgien de l'hôpital Necker,

Mon Président de thèse

ESSAI SUR LE TRAITEMENT

DES

HÉMORRHAGIES ARTÉRIELLES

DE LA MAIN & DU POIGNET

INTRODUCTION

Le traitement des hémorrhagies artérielles de la main et de
la partie inférieure de l'avant-bras est une importante question
qui, depuis longtemps déjà, a inspiré de nombreux travaux et
fourni matière à bien des discussions dans les Sociétés savantes
de France et de l'étranger. Il suffit de parcourir les Bulletins
de la Société de Chirurgie pour se rendre compte de l'intérêt
que les praticiens les plus autorisés de notre époque apportent
à ce point délicat de thérapeutique chirurgicale, et si nous
poussons plus loin nos recherches bibliographiques, nous
voyons, par les nombreuses observations relatées dans les
journaux de médecine, par les thèses soutenues devant la Faculté de Paris, que l'esprit des maîtres et des élèves n'a pas
cessé d'être tenu en éveil par cette difficile question.

C'est en parlant des hémorrhagies artérielles de la paume
de la main que Velpeau disait : « Tout échoue et tout réussit

contre elles. » En effet, tous les modes de traitement ont été employés tour à tour pour combattre ces redoutables hémorrhagies, tous semblent avoir réussi, comme l'attestent les observations publiées à l'appui de chacun d'eux. Mais il ne faut attribuer à ces statistiques qu'une valeur secondaire : les observations suivies de succès ont été volontiers publiées ; en a-t-il toujours été autant des cas où la thérapeutique a été impuissante ? Aujourd'hui les opinions exprimées par nos maîtres offrent moins de divergence ; un certain nombre de procédés employés anciennement ont été abandonnés, et cela à cause de leur inefficacité, et même, comme nous le verrons plus loin, à cause des complications dangereuses dont ils peuvent être suivis. Dans la séance de la Société de chirurgie du 12 août 1874, nous voyons que les avis se partagent entre : 1º la ligature des deux bouts de l'artère dans la plaie ; 2º la ligature au-dessus de la plaie ; 3º la compression ; la ligature des deux bouts dans la plaie est même acceptée à la presque unanimité. Voilà donc le champ plus restreint.

Dans le modeste travail que nous soumettons à la bienveillante appréciation de nos juges, nous n'avons pas la prétention d'apporter à la science des documents nouveaux sur cette question ; nous avons cherché surtout à éclairer notre bonne foi, et, en étudiant les nombreux modes de traitement usités jusqu'alors, nous avons voulu nous faire une opinion bien nette et bien arrêtée sur la ligne de conduite à tenir en présence d'une de ces hémorrhagies si terribles et si fréquentes dans la pratique C'est ici que la décision devient la première qualité du chirurgien ; il ne doit pas hésiter, et son intervention devant être immédiate, il faut absolument qu'il ait pris, à l'avance, sur ce point de thérapeutique, des notions bien exactes.

Examinons, en effet, comment une petite plaie, légère en apparence, faite par un fragment de verre ou la lame d'un couteau, dans la paume de la main, peut avoir une terminaison grave et même funeste. Un homme se blesse à la main, une première hémorrhagie arrive, l'hémostase se fait par suite de la compression que le blessé exerce lui-même ou de la coagulation spontanée. Nous venons d'assister ici à l'*hémorrhagie primitive*. Dans la journée même, quelques instants après la blessure, une nouvelle hémorrhagie se produit, causée par le relâchement des parois contractiles de l'artère, c'est l'*hémorrhagie recurrente*. Notre blessé épouvanté, après une syncope causée plus par la terreur que par la quantité de sang perdue, va alors trouver le médecin; celui-ci, n'osant trop s'aventurer dans cette région compliquée, se contente d'appliquer de la charpie sèche ou de la charpie imbibée d'une solution de perchlorure de fer; en un mot, il fait la compression directe de la blessure. Bientôt apparaît un gonflement causé par l'inflammation spontanée de la plaie et l'inflammation que provoque le perchlorure de fer. Cette inflammation produit le ramollissement des caillots physiologiques et chimiques, et au moment où s'établit le travail de la cicatrisation, où la plaie bourgeonne et suppure, arrive l'*hémorrhagie secondaire*. Que de difficultés alors pour faire une ligature au milieu de ces caillots désagrégés, de ces tissus sans consistance! On n'ose pas la faire, et on se contente d'exercer la compression sur l'avant-bras. L'œdème survient; on remonte au bras son appareil compresseur : mêmes accidents, quelquefois plus graves. C'est alors que l'œdème prend un caractère inflammatoire, un *phlegmon diffus* se forme, la suppuration survient, et vous vous voyez forcé de recourir à l'*amputation* du membre; et bien heureux encore est le chirurgien, s'il peut, dans cette circonstance, conserver la vie à son malade. On frémit, quand on pense qu'une terminaison aussi funeste peut être celle d'une plaie de la paume de la main ou de l'avant-bras.

Dolbeau (1), dans ses leçons professées à l'Ecole de médecine pendant l'année 1874-1875, donne l'explication du mécanisme de ces hémorrhagies répétées. Selon ce chirurgien, c'est l'élément musculaire qui prédomine sur l'élément élastique dans la structure des artères de la main; l'artère coupée ne subit donc pas un simple retrait élastique, retrait qui serait permanent comme la propriété dont il dépend, elle est le siége de contractions musculaires dont le caractère est d'être intermittentes et de subir des influences très-directes, telles que celles du froid, de la compression, etc. Par suite, voici ce qui se passe : le bout artériel, après avoir donné plus ou moins longtemps et plus ou moins abondamment, se contracte; cette contraction en ferme la lumière et le sang s'arrête; la contraction cesse, le sang repart; elle se reproduit, il s'arrête de nouveau. On conçoit que, dans ces conditions, il ne puisse se former aisément de caillot.

La fréquence des hémorrhagies de la région de la main et du poignet s'explique tout naturellement, comme nous le verrons dans nos considérations anatomiques, par le nombre des vaisseaux et les anastomoses qu'ils forment entre eux. Nous n'insisterons pas sur les causes nombreuses de traumatisme auxquelles cette partie du membre supérieur se trouve exposée.

Le siége des lésions est variable; la face antérieure du poignet et la paume de la main sont plus souvent blessées que la face dorsale.

(1) Dolbeau, Ecole de médecine, 1874-75, n° 52.

Nous arrivons maintenant au sujet de notre thèse.

Nous divisons notre travail en deux grands chapitres. Le premier a pour titre : Considérations anatomiques; cette étude de la disposition normale et des anomalies des artères nous a paru indispensable avant de commencer l'étude du traitement qui fait l'objet de notre deuxième chapitre. Nous insisterons particulièrement sur le procédé hémostatique unanimement employé aujourd'hui, à savoir la ligature directe des deux bouts de l'artère dans la plaie, et nous nous efforcerons de démontrer l'utilité de l'emploi de la bande d'Esmark, qui permet au chirurgien de rechercher les artères, comme sur le cadavre, et de faire la ligature sans être gêné par le sang.

I

Considérations anatomiques

Avant d'aborder l'étude du traitement, il nous a paru nécessaire de rappeler le plus brièvement possible les notions anatomiques se rapportant aux *téguments*, dont les plis offrent des points de repère si importants, aux *aponévroses* et aux *artères*, dont la distribution et les anastomoses doivent être parfaitement connues de l'opérateur. Nous terminerons ce chapitre par l'étude des *anomalies artérielles*; elles sont si fréquentes et rendent souvent le traitement des hémorrhagies si difficile, qu'il est indispensable d'être prévenu de leur existence. Afin d'éviter les redites, nous décrirons en même temps les artères du poignet et de la main.

Les limites étant une chose toute artificielle, nous acceptons volontiers celles que donne Blandin : deux travers de doigt au-dessus et au-dessous de l'interligne articulaire radio-carpien pour le *poignet*, qui se termine à ce qu'on appelle le talon de la main, c'est-à-dire au relief que forment les éminences thénar et hypothénar. La *main* comprendra l'extrémité du membre supérieur comprise au-delà de la limite inférieure du poignet; c'est entre les deux éminences thénar et hypothénar que se trouve le creux ou paume de la main. Nous n'entrerons point dans d'autres divisions anatomiques qui n'ont aucun intérêt au point de vue de la question que nous traitons.

Téguments et aponévroses. — A sa région antérieure, la peau du poignet est fine et glabre ; elle présente trois ou quatre plis transversalement dirigés, qui n'affectent qu'un rapport indirect avec l'articulation du poignet et sont de peu de secours pour les opérations ; à sa région postérieure, elle est couverte de poils et présente aussi quelques plis. Une très-mince couche de graisse et de tissu cellulaire sépare la peau de l'aponévrose qui est très-forte, surtout à la face dorsale, où elle prend le nom de *ligament annulaire postérieur du carpe.*

A la face palmaire de la main, la peau est dépourvue de poils et plus épaisse chez les ouvriers que chez les gens qui ne se livrent à aucun travail manuel ; la couche graisseuse sous-cutanée est serrée et dense, surtout au niveau des plis principaux, où elle unit intimement la peau à l'*aponévrose palmaire superficielle ;* celle-ci repose immédiatement par sa face interne sur l'arcade palmaire superficielle. Enfin, signalons une seconde aponévrose, *aponévrose palmaire profonde* ou *aponévrose intérosseuse* qui recouvre l'arcade palmaire profonde. C'est entre ces deux couches aponévrotiques que se trouvent les nerfs collatéraux palmaires, les tendons des fléchisseurs que le chirurgien devra toujours s'efforcer de ne pas léser, quand il voudra lier une artère.

A la face dorsale de la main, les téguments sont la continuation de ceux du poignet.

On décrit, à la paume de la main, trois plis principaux qui présentent à peu près chez tous les sujets la même disposition : celle d'un M majuscule. Le pli supérieur correspond au mouvement d'opposition du pouce, le deuxième à l'articulation métacarpo-phalangienne de l'index, et le troisième à l'articulation métacarpo-phalangienne des trois derniers doigts. Ce sont ces plis qui, comme nous le verrons plus loin, permettent au chirurgien de s'orienter [quand il veut faire la ligature des artères.

Artères. — Si nous n'avions à nous occuper que de la ligature directe de l'artère à la main ou au poignet, nous nous bornerions à la description du système artériel de cette région ; mais en ayant recours à la compression, en faisant la ligature d'après la méthode d'Anel, on peut avoir à agir sur un tronc artériel quelconque de l'avant-bras ou du bras, témoin Blandin qui, après une série de ligatures, en arrive à lier l'axillaire, à désarticuler l'épaule et perd son malade d'hémorrhagie. Nous allons donc décrire en quelques mots les artères du membre supérieur, renvoyant pour les détails aux traités d'anatomie.

Le sang artériel arrive au bras par *l'axillaire* qui fait suite à la *sous-clavière*, branche du tronc *brachio-céphalique;* après avoir fourni un certain nombre de collatérales aux muscles qui entourent l'articulation de l'épaule, elle prend le nom *d'humérale* au niveau du bord inférieur du tendon du grand pectoral. L'humérale qui s'étend de la paroi externe du creux de l'aisselle à la partie moyenne du pli du coude, en longeant la partie antérieure et interne du bras, fournit durant son trajet de nombreuses collatérales : la *collatérale externe* ou *humérale profonde* est la plus volumineuse, elle naît de la partie supérieure et postérieure de la brachiale au niveau du bord inférieur du grand rond et se termine par deux branches, l'une *superficielle*, qui s'anastomose avec les récurrentes radiales antérieure et postérieure, l'autre *profonde*, qui s'anastomose d'une part avec la branche superficielle, d'autre part avec la récurrente cubitale.

Un peu au-dessous de la ligne de jonction de l'humerus et des os de l'avant-bras, l'humérale se divise en deux branches : l'une externe ou *radiale*, l'autre interne ou *cubitale*. Rarement elle se divise plus bas, mais souvent sur un point plus élevé, et c'est là, nous pouvons le dire, une des anomalies artérielles fréquentes. Ces deux artères sont destinées à l'avant-bras et à la main, et c'est sur elles et sur les anastomoses de leurs branches terminales que va se porter maintenant toute notre attention.

L'artère radiale, d'abord oblique et en dehors, devient ensuite verticale, et elle se trouve située, à la face antérieure du poignet, dans une gouttière limitée par les tendons des muscles, long supinateur et grand palmaire, sur le trajet d'une ligne qui réunirait le milieu du pli du coude à l'apophyse styloïde du radius. Elle n'est recouverte que par la peau, un tissu cellulaire très-mince et une seule couche aponévrotique, aussi est-elle blessée plus souvent que les autres artères ; on peut tenter la compression, qui s'exerce d'autant plus facilement qu'elle repose sur un plan osseux. Elle se dévie alors en dehors et en arrière, contourne l'apophyse styloïde du radius, s'engage au-dessous des tendons qui limitent *la tabatière anatomique*, traverse obliquement ce creux de haut en bas et d'avant en arrière, et plonge ensuite dans le premier espace intermétacarpien, pour former dans la paume de la main, avec la cubito-radiale, branche terminale de la cubitale, *l'arcade palmaire profonde*. A l'exception de *la récurrente radiale antérieure*, toutes les collatérales sont destinées à la main. Ce sont : 1º *la transverse antérieure du carpe*, qui s'anastomose avec la transverse venue de la cubitale ; 2º *la radio-palmaire*, généralement petite, mais qui dans certains cas peut atteindre un volume considérable, elle s'anastomose avec une branche de l'artère cubitale pour former *l'arcade palmaire superficielle* (cette artère est souvent la cause des hémorrhagies secondaires qui se déclarent par le bout périphérique, aussi faut-il toujours songer à la comprendre dans la ligature) ; 3° *la transverse dorsale du carpe* ou *transverse postérieure* qui naît au niveau de l'articulation médio-carpienne et s'anastomose avec une branche venue de la cubitale, de cette arcade partent des rameaux ascendants et des rameaux descendants qui forment les *artères intérosseuses dorsales ;* 4° *l'artère intérosseuse dorsale du pouce,* distinguée par Sappey ; 5° *le tronc commun des collatérales du pouce et de l'index,* qui se termine par les collatérales interne et externe du pouce, la collatérale externe de l'index ; 6° *l'artère dorsale du métacarpe,* qui longe le deuxième espace interosseux et s'anastomose avec l'interosseuse palmaire qui fournit les collatérales interne de l'index et externe du medius.

L'artère cubitale est plus volumineuse que la radiale ; d'abord oblique en dedans et en arrière, elle se dirige ensuite verticalement au devant du cubitus et s'engage au niveau du poignet dans une gouttière formée par le cubital antérieur et le faisceau le plus interne des fléchisseurs. Elle est recouverte par la peau, un tissu cellulaire très-mince, l'aponévrose d'enveloppe et une seconde aponévrose qui relie le tendon du cubital antérieur à la couche des fléchisseurs. Elle passe au-dessous du ligament annulaire antérieur du carpe, en dedans du pisiforme, pour se rendre à la main. A la partie moyenne de la face palmaire, elle se recourbe en crosse, se dirige transversalement en dehors et s'anastomose par inosculation avec la radio-palmaire pour former *l'arcade palmaire superficielle.* Ses collatérales sont : 1° *l'artère récurrente cubitale anté-*

rieure; 2° *l'artère récurrente cubitale postérieure;* ces artères s'anastomosent avec les collatérales interne et externe de l'humérale; 3° *le tronc commun des interosseuses* qui naît de la partie postérieure de la cubitale un peu au-dessous de la tubérosité bicipitale, — après un court trajet il se divise en deux branches : (*a*) *l'artère interosseuse antérieure* qui chemine vers la main, en s'appuyant sur le ligament interosseux, — elle traverse ce ligament en arrière du muscle carré pronateur et, devenue postérieure, elle descend sur la face dorsale du poignet et s'anastomose avec les branches ascendantes de l'artère dorsale du carpe; un seul de ses rameaux antérieurs mérite une mention spéciale, c'est *l'artère du nerf médian* qui s'accole, dans toute son étendue, au nerf dont elle porte le nom et se perd dans la main en artérioles insignifiantes; (*b*) *l'artère interosseuse postérieure* qui fournit la *récurrente radiale postérieure;* 4° *l'artère dorsale de la main* qui naît à 5 ou 6 centimètres au-dessus du pisiforme, se dirige en dedans, passe sous le tendon du cubital antérieur et s'anastomose avec la dorsale du carpe; 5° *l'artère transverse antérieure du carpe,* qui se porte transversalement en dehors, au niveau du bord inférieur du carré pronateur, et communique avec une branche correspondante de la radiale; 6° *l'artère cubito-radiale* qui naît au poignet de la partie postérieure de la cubitale, s'enfonce entre le court abducteur et le court fléchisseur du petit doigt et, se dirigeant en dehors, va s'anastomoser avec la partie terminale de l'arcade palmaire profonde.

Nous avons, à dessein, réservé pour la fin, la description des deux arcades palmaires; il nous a semblé que notre exposition ne pourrait qu'y gagner en clarté.

L'arcade palmaire superficielle résulte de l'anastomose par inosculation du tronc de la cubitale avec la radio-palmaire. De sa portion convexe se détachent les *artères digitales* au nombre de quatre, qui fournissent toutes les collatérales des doigts, excepté la collatérale externe de l'index et les collatérales du pouce ; on a vu quelquefois cependant une cinquième artère digitale fournir la collatérale interne du pouce. Aucune branche n'émane de sa concavité.

Il serait bon de préciser ici la situation qu'occupe cette arcade dans la paume de la main et de chercher les points de repère pour la déterminer. M. le professeur Richet indique l'intervalle qui sépare le pli palmaire moyen du pli supérieur comme le point répondant le plus habituellement à l'arcade palmaire ; le chirurgien doit donc s'abstenir de pratiquer des incisions entre ces deux sillons. M. Richet n'a évidemment pas ici la ligature comme objectif. M. le docteur Bœckel pose, pour la recherche d'un point de repère, la règle suivante : « Mettez, dit-il, le pouce dans la plus grande abduction possible, puis, dans le prolongement de son bord cubital, tracez une ligne à travers la paume de la main ; au-devant de cette première ligne, que je pourrais appeler *ligne de recherche*, tracez-en une parallèle à la première et d'un centimètre plus rapprochée des doigts, ou, pour mieux dire, placée entre la première ligne et le pli cutané moyen de la paume, vous serez alors maintenant sur le trajet de l'arcade superficielle. » En procédant ainsi, comme le fait remarquer M. le professeur Guyon, on trace la seconde ligne précisément au niveau du point de repère indiqué par M. Richet. M. Guyon, partant de ce principe, « que dans la ligature de l'arcade palmaire superficielle, le chirurgien ne peut seulement avoir en vue de découvrir sa portion moyenne, » indique une ligne qu'il avait coutume d'utiliser dans son enseignement à l'Ecole pratique, dès 1857, et qui est précisément celle que M. Bœckel, en 1861, désigne sous le nom de ligne de recherche. En appliquant sa sonde cannelée sur le bord cubital du pouce porté dans l'abduction, on peut tracer la ligne d'opération. M. Guyon, sur quarante-quatre mains à disposition artérielle normale, a obtenu les résultats suivants :

Quatorze fois la partie transversale de l'arcade répondait exactement à la ligne préconisée par M. Bœckel.

Vingt fois il l'a rencontrée au niveau de la ligne qu'il a conseillé de suivre.

Dix fois cette portion de l'arcade correspondait à l'intervalle des deux lignes.

Au point de vue anatomique, M. le professeur Guyon conclue donc que la situation de la portion moyenne de l'arcade palmaire superficielle n'est pas absolument fixe.

L'*arcade palmaire profonde* résulte, comme nous l'avons dit, de l'union du tronc de la radiale avec une collatérale de la cubitale. Elle fournit des *branches ascendantes* très-fines qui se distribuent aux articulations du carpe, des *branches descendantes* destinées aux espaces interosseux et qui s'anastomosent au niveau de la racine des doigts avec les collatérales superficielles, enfin des *branches postérieures ou perforantes* qui traversent l'espace interosseux à sa partie supérieure pour s'anastomoser avec les artères collatérales dorsales fournies par la radiale.

Cette arcade est située environ à un centimètre au-dessus de l'arcade palmaire superficielle; elle est beaucoup plus rapprochée de la face dorsale que de la face palmaire de la main; aussi doit-elle être plus facilement atteinte par les instruments vulnérants introduits du côté de la face dorsale.

La description qui précède nous fait voir que les vaisseaux sont distribués avec profusion au poignet et à la main, et si nous voulons résumer ce que nous avons dit sur la circulation de cette région, nous n'avons qu'à citer les lignes suivantes que M. Tillaux écrit dans son *Anatomie topographique* : « Le caractère des vaisseaux artériels de la main et de l'avant-bras est de s'anastomoser entre eux; c'est ainsi que des anastomoses par inosculation s'établissent, par les deux arcades superficielle et profonde, entre la radiale et la cubitale, de façon à former deux cercles artériels superposés. De plus, les deux vaisseaux s'anastomosent au pourtour du poignet, par l'intermédiaire du bracelet artériel dont j'ai parlé plus haut, ce qui forme un troisième cercle anastomotique. L'artère interosseuse née de la partie supérieure de l'avant-bras communique avec ce troisième cercle qui, lui-même, communique avec les deux autres. » Ces quelques mots suffisent pour rendre compte de la gravité des hémorrhagies de la main et du poignet et de la difficulté que rencontre l'hémostase.

Anomalies artérielles. — Notre chapitre ne serait pas complet, si nous n'ajoutions quelques lignes sur les anomalies artérielles si fréquentes en cette région, si importantes à connaître pour le chirurgien.

En ce qui concerne les arcades palmaires, nous dirons qu'on peut rencontrer une arcade palmaire superficielle très-grêle, tandis que l'arcade profonde est d'un plus gros calibre, et réciproquement. L'absence des arcades palmaires est un fait rare. Dans son *Traité des Anomalies artérielles*, Dubrueil cite un un membre supérieur sur lequel la radiale et la cubitale fournissaient les artères digitales sans s'anastomoser et former d'arcades. Malgré la rareté de ces anomalies, M. le professeur

Guyon a cependant constaté l'absence de l'arcade palmaire superficielle huit fois sur cinquante-deux mains. L'arcade palmaire superficielle peut être formée uniquement par la cubitale, tandis que la radio-palmaire manque ou s'épuise dans les muscles de l'éminence thenar. Il arrive encore que l'artère du nerf médian ou l'artère interosseuse antérieure remplace la radio-palmaire et s'anastomose avec la cubitale, en formant une arcade superficielle plus ou moins régulière. Dubrueil signale un cas où l'arcade superficielle n'existait pas, tandis que l'arcade profonde était normale.

La radiale peut communiquer avec l'humérale par un *vas aberrans;* elle peut être atrophiée tandis que la cubitale a augmenté de volume : on a vu deux radiales.

La cubitale est plus souvent atrophiée que la radiale.

L'artère interosseuse ou l'artère du nerf médian peuvent offrir des dimensions qui égalent celles de la radiale ou de la cubitale. On a alors trois troncs artériels à l'avant-bras.

II

Traitement

Certains auteurs ont divisé les moyens hémostatiques en *temporaires* et *définitifs;* la première catégorie comprend : la compression directe, la compression indirecte, la flexion forcée de l'avant-bras, la cautérisation, les styptiques, etc...; la deuxième catégorie comprend la ligature, en quelque endroit et de quelque façon qu'elle soit employée. Martin (Paris, thèse 1870) suit un autre ordre, il étudie successivement la compression et

la ligature qui sont les deux méthodes le plus souvent employées,
puis il passe en revue les moyens moins souvent employés, tels
que la cautérisation, l'éponge préparée, etc. Nous nous confor-
merons à ce dernier mode de description, qui nous paraît le
plus rationnel.

COMPRESSION

La compression est sans contredit le plus usité des moyens
hémostatiques ; un mouvement instinctif pousse, en effet, le
blessé à s'entourer l'avant-bras d'un lien qui, en arrêtant la
circulation, fait cesser pour un moment l'hémorrhagie. Parfois
aussi le médecin, hésitant devant les difficultés que présente la
recherche du vaisseau dans la plaie, se contente de maintenir
l'appareil compressif, espérant que ce moyen seul pourra provoquer l'hémostase.

La compression peut être directe, c'est-à-dire se faire sur la
plaie elle-même, ou indirecte et s'exercer, soit au-dessus, soit
au-dessous de la plaie, ou bien encore sur l'artère humérale.

Compression directe.

La compression directe, érigée en méthode par Rognetta, a
été vivement attaquée par les chirurgiens de notre époque.
Dans la majorité des cas, en effet, ce traitement a été suivi d'insuccès : sur les 154 cas relevés par Martin, la compression
directe a été employée 80 fois ; dans 9 cas seulement elle n'aurait pas été suivie d'accidents, et encore sur ces 9 cas elle avait
été combinée 8 fois avec d'autres modes de traitement et dans
le 9ᵉ cas rapporté par Velpeau, le diagnostic est douteux. Voilà

une statistique peu encourageante. Les accidents signalés sont : des hémorrhagies consécutives, des anévrysmes, des phlegmons, la gangrène. Horteloup (1), sur 33 cas observés par lui, signale 16 guérisons, mais dans ce nombre, 8 ont été suivis d'anévrysmes. Belhomme (thèse de Paris, 1875) cite deux guérisons obtenues par ce procédé, et il a pu réunir 36 cas.

Une des conditions essentielles pour que la compression puisse réussir, c'est que l'artère soit superficielle et couchée sur un plan résistant qui offre un point d'appui à l'appareil compresseur. La radiale, à sa partie inférieure, est dans ces conditions, aussi Boyer recommande-t-il la compression dans les blessures de ce vaisseau au tiers inférieur. M. Richet conseille aussi de faire la compression pour l'arcade palmaire superficielle. Mais pour la cubitale et l'arcade palmaire profonde, ce moyen serait certainement impuissant.

De nombreux procédés ont été employés pour exercer la compression directe : Rognetta, après avoir comprimé les artères de l'avant bras et nettoyé la plaie, la bourrait de boulettes de charpie saupoudrées de colophane, puis il complétait le pansement par des compresses longuettes et une bande roulée. Galias se servait d'une pince en bois, embrassant la main au niveau de la plaie, qu'on pouvait serrer à volonté ; il signale deux beaux succès en faveur de cet appareil (*Journal des Conn. méd.*, 1835). Gelez et Marcelin Duval ont aussi inventé des compresseurs qui, comme celui de Galias, ont pour avantage de n'opérer la compression que sur la blessure. On emploie aussi des cônes de charpie et d'amadou (Polaillon), un bourdonnet de charpie ou une compresse graduée qu'on enfonce dans la plaie (Erichsen), l'éponge préparée et imbibée d'une

(1) *Gazette hebdomadaire*, 1858.

solution de perchlorure de fer (Lévy). M. Després se sert, à Cochin, d'une bande roulée placée dans la paume de la main et sur laquelle les doigts sont fortement fléchis.

Mais tous ces appareils offrent bien des inconvénients. Ils s'opposent d'abord à la réunion de la plaie par première intention, puis se trouvant au milieu de tissus gonflés et enflammés, ils sont très-fatigants et très-douloureux pour le malade. Ils peuvent amener une mortification des tissus, et l'amputation du membre peut être rendue nécessaire par le sphacèle. Les chances d'insuccès de la compression se trouvent encore augmentées en raison des mouvements que le malade ne peut s'empêcher de faire, du relâchement des bandes et du déplacement des pelotes compressives.

De l'uncipressure. — Le 14 juin 1874, M. Vanzetti, de Padoue, décrivait à l'Institut vénitien un nouveau procédé de compression dans la plaie et lui donnait le nom « d'*uncipressionne* » de *uncus*, crochet, et *pressio*. Il consiste à enfoncer au fond d'une plaie avec hémorrhagie, et en sens contraire, deux crochets aigus ou érignes, simples ou doubles, assez profondément pour qu'ils comprennent l'artère ouverte dans leurs anses. En écartant avec plus ou moins de force les deux lèvres de la plaie, l'hémorrhagie peut s'arrêter. L'écartement est maintenu pendant 24, 30 ou 40 heures, suivant le calibre du vaisseau lésé, pour que le caillot soit formé et que l'hémorrhagie soit arrêtée définitivement. Ce procédé a été suggéré à M. Vanzetti par une hémorrhagie rebelle de la main qui se répétait depuis 28 jours, chez un paysan amené à sa clinique; après avoir débridé et lié les deux bouts de l'artère dans la plaie, il résolut de maintenir les lèvres écartées, dans la crainte de voir l'hémorrhagie reparaître. Il se servit de deux crochets doubles et aigus insinués profondément et maintenus par un fil fixé à leur manche et qui faisait le tour de la face dorsale de la main. L'hémorrhagie ayant récidivé, il enfonça le crochet au point d'où jaillissait le sang, et l'hémorrhagie fut arrêtée; le crochet fut enlevé 48 heures après et l'hémorrhagie ayant définitivement cessé, la plaie se cicatrisa parfaitement. Outre ce cas, nous trouvons relatés dans l'*Union médicale* (n° 131, 1874) trois autres cas analogues où l'uncipressure a très-bien réussi. On peut objecter à cette méthode que l'écartement prolongé des lèvres de la plaie retarde leur cicatrisation en provoquant une suppuration prolongée; la douleur est très-vive chez le blessé. Ne doit-on pas aussi redouter le tétanos que produiraient la piqûre et le tiraillement des filets nerveux des tissus de la plaie par des crochets?

De la forcipressure. — C'est le nom nouveau donné par M. le professeur Verneuil à une méthode déjà ancienne, puisque Desault l'appliquait en 1790. Elle consiste à saisir avec des pinces le vaisseau qui donne du sang. On peut se servir, soit de pinces à mors lisses qui aplatissent simplement les artères, soit de pinces à mors dentés, du modèle de celles que M. Péan a fait construire pour l'ovariotomie, plus petites que les pinces de trousse et munies d'une crémaillère. Les pinces à mors dentés aplatissent brusquement le vaisseau, l'oblitèrent du premier coup et lèsent plus ou moins les tuniques. Elles sont préférables. On laisse ces pinces à demeure, enveloppées ou non d'un peu de charpie et on ne les enlève qu'au bout de trois jours au minimum, alors qu'on est certain que le caillot obturateur est formé. M. Verneuil, dans une réunion de la société de chirurgie du 6 janvier 1875, relate deux cas de plaies artérielles de la main où l'application de la pince à ovariotomie de Péan a été suivie de succès. Nous donnons l'analyse d'une de ces observations (Obs. XIV) et le détail d'un cas où la forcipressure a été faite avec la pince à ligature ordinaire (Obs. XIII). Comme innocuité, cette méthode vaut certainement la ligature. Son application est fort aisée et sa suppression très-facile. Elle paraît surtout indiquée dans les cas de plaie profonde.

Compression indirecte.

La compression indirecte se fait au-dessus de la plaie, sur les artères de l'avant-bras ou sur l'humérale. D'après Martin, la compression faite exclusivement à l'avant-bras et employée seule aurait réussi dans le quart des cas; sur l'humérale, elle aurait réussi dans le sixième des cas. Si la compression de l'avant-bras est unie à celle du bras, on trouve la guérison dans moitié des cas.

La compression indirecte peut être faite de différentes manières. Le garrot dont on fait remonter à Morel (1674) le premier emploi et qui a été successivement perfectionné par Nuck, Verdier, Lavauguyon, produit un effet temporaire satisfaisant, mais la compression circulaire qu'il exerce ne permet pas de le laisser longtemps en place. Le compresseur mécanique de J.-L. Petit, celui de Moore, appelé à tort compresseur de Dupuytren, peuvent être aussi employés.

Nélaton a préconisé l'appareil suivant : deux petites bandes roulées sont appliquées parallèlement à la direction des artères, on peut les remplacer par deux bouchons de liége ou des rouleaux de diachylon, comme l'a conseillé Grisolle; ces appareils compriment les artères sur les os correspondants et on les assujettit au moyen de diachylon.

Dans le procédé de Theden, on se sert de compresses longuettes qu'on applique sur le trajet de l'artère et l'on soutient le tout par des tours de bande imbibée d'une eau astringente.

La compression peut aussi s'exercer avec les doigts. Martin signale un cas où elle a été suivie de guérison. Belhomme rapporte trois guérisons. Cette compression digitale trouvera son emploi dans le traitement des anévrysmes, où il s'agit moins d'arrêter le cours du sang que de le ralentir.

On peut adresser à la compression indirecte une grande partie des reproches que nous adressions à la compression directe. C'est un procédé fort douloureux pour le blessé, dont il ne peut supporter longtemps l'application. Si elle est faite avec assez d'énergie pour arrêter complétement le sang, elle comprime en même temps les veines et alors apparaît un œdème du membre qui peut être suivi de gangrène, de phlegmons. La compression digitale offre moins d'inconvénients, mais elle nécessite la présence d'un grand nombre d'aides qui doivent se succéder sans interruption jour et nuit, circonstance que l'on ne rencontre pas toujours.

Nous rejetterons donc la compression indirecte comme méthode principale de traitement; elle ne peut jouer, en effet, que le rôle d'un simple adjuvant.

LIGATURE

La compression comme nous venons de le voir est un moyen qui échoue le plus souvent. Après deux ou trois jours de ce traitement, quelquefois plus, on peut être appelé à combattre ces hémorrhagies secondaires si graves, qui affaiblissent les malades et les exposent aux dangers les plus sérieux. Il faut alors lutter contre le mal par des moyens prompts et efficaces. Faudra-t-il aller au fond de la plaie, à la recherche des vaisseaux blessés, ou bien, renonçant à cette pratique, devra-t-on appliquer loin de la plaie des ligatures artérielles d'après la méthode d'Anel? C'est ce que nous allons examiner, en étudiant successivement : 1º la ligature dans la plaie; 2º la ligature hors la plaie; 3º la ligature dn tronc principal du membre.

1º *Ligature dans la plaie.*

La puissance hémostatique de la ligature directe des deux bouts de l'artère divisée n'est plus à démontrer aujourd'hui; presque tous les chirurgiens actuels emploient ce procédé qui paraît réunir les meilleures conditions de succès. Voilà donc un principe parfaitement admis dans la science. Les opinions ne diffèrent plus que sur son application dans un cas déterminé ou dans une région donnée.

Guthrie, en Angleterre, au commencement du siècle, Dupuytren et Roux, en France, un peu plus tard, conseillaient la ligature directe dans les plaies récentes, mais s'il s'agissait de plaies anciennes, Dupuytren voulait qu'on eut recours à la méthode d'Anel. Il croyait à la friabilité des artères dans une plaie en suppuration. Nélaton, par des expériences concluantes, a démontré l'inexactitude de cette hypothèse, et, il est le premier chirurgien qui ait affirmé qu'on pouvait lier une artère dans une plaie en suppuration.

Il arrive souvent qu'on n'éprouve aucune difficulté à faire la ligature : les deux lèvres de la plaie sont assez écartées pour permettre de saisir les deux bouts artériels et de jeter sur eux un fil à ligature. Le jet sanguin sert ici de jalon.

Mais si la plaie est petite, profonde, si les tissus ont été déchirés, comme dans les plaies par armes à feu, il faut avoir recours à des débridements multiples pour rechercher les bouts du vaisseau qui se trouvent enfoncées dans les parties molles. Pendant qu'un aide nettoye la plaie, un autre comprime l'humérale et empêche le sang de baigner la région où le chirurgien doit opérer. Les difficultés sont encore accrues si la plaie est ancienne, et surtout, si on a eu la malheureuse idée de vouloir réprimer l'hémorrhagie avec le perchlorure de fer.

Malgré tout le soin que l'on apporte à faire une compression énergique, le sang continue à couler des vaisseaux sectionnés, et le chirurgien se trouve en face d'une plaie baignée de sang où il s'oriente avec difficulté. Depuis quelque temps, un nouveau procédé d'ischémie destiné, nous le croyons, à rendre de très-grands services dans ces sortes de blessures, a été employé par quelques chirugiens. Nous voulons parler de la bande d'Esmark. Ce procédé, dont Belhomme dit quelques mots dans sa thèse, mais à l'appui duquel il ne cite aucune observation, était employé en 1875, par Dolbeau, à l'hôpital Beaujon. M. le professeur Guyon, qui s'est beaucoup occupé de la question de l'ischémie préliminaire dans les opérations, a obtenu un certain nombre de succès par ce procédé. M. Lucas-Championnière publie dans son *Journal de médecine et de chirurgie pratiques* (1875, art. 10,037) un cas dans lequel il a fait une application heureuse de l'appareil d'Esmark, pour une ligature de l'arcade palmaire superficielle dans une plaie datant de vingt-trois jours. M. Le Dentu et M. Nicaise ont également obtenu des succès au moyen de cette méthode.

La méthode compressive dont nous allons dire quelques mots a été importée en France par Demarquay, qui, pendant son séjour à Vienne, dans le cours de l'année 1873, avait été témoin de quelques opérations pratiquées par le Dr Esmark, dans le service du professeur Mosetig, à l'aide de la compression élastique.

L'appareil d'Esmark, dont nous nous servons aujourd'hui, se compose : 1° d'une bande de caoutchouc de 8 à 10 mètres de longueur sur 4 centimètres de largeur, recouverte d'un tissu de soie ou de coton, souple et suffisamment résistante; 2° d'un tube en caoutchouc de la grosseur du doigt, long de deux pieds, terminé à l'une de ses extrémités par un crochet, à l'autre par une petite chaîne permettant d'assurer la compression pendant tout le temps de l'opération. M. Nicaise présentait, en 1876, à la société de chirurgie une modification apportée à cet appareil. Le tube à chaînette destiné à maintenir l'ischémie est assez difficile à fixer et à enlever rapidement; de plus il exerce une compression assez forte et plusieurs fois son application a été suivie de paralysies temporaires. M. Nicaise le remplace par une bande de tissu élastique de 5 centimètres de large sur 70 à 80 centimètres de long. Cette bande porte sur une des faces une série d'anneaux et à une de ses extrémités un crochet, qui, une fois la bande enroulée autour du membre, se fixe dans l'un ou l'autre de ces anneaux, selon le volume de la région. Cette bande n'expose pas, comme le tube, à des pressions douloureuses, à une compression trop forte des nerfs et des vaisseaux. L'appareil, tel que nous venons de le décrire, n'est pas indispensable, mais tous les médecins peuvent avoir entre les mains une bande de tissu élastique ou simplement une bande de caoutchouc. A son défaut, on obtient un bon résultat en élevant le membre et en le comprimant énergiquement, de la pointe à la racine, avec une bande simple, puis en plaçant un tourniquet à la racine. Outre que la bande de toile n'a pas d'élasticité, ses doloires glissent sur la peau et sur le linge. Aussi M. Guyon conseille-t-il de la cirer d'un bout à l'autre comme on cire un fil à ligature. La bande ainsi préparée peut servir de succédanée pour la bande élastique (*Journal de méd. et de chirurg. pratiques*, 1875, art. 10,116).

Comment convient-il d'appliquer l'appareil? Le malade est préalablement endormi au moyen du chloroforme, afin de lui épargner la douleur extrêmement pénible causée par la compression. On intercale entre les doigts un peu de ouate et on introduit de la charpie dans la plaie; on entoure ensuite le membre d'une bande de toile, de façon à ce que l'appareil ne soit pas souillé par le sang. Se servant alors de la bande élastique, on fait une compression méthodique, lente, modérée, en laissant au sang le temps de refluer vers le tronc; la bande est ainsi roulée en spirale jusqu'à la racine du membre. Cela fait, on applique la compression circulaire sur le dernier tour de bande, et l'on assure ainsi l'arrêt complet de la circulation dans le membre. On procède ensuite de haut en bas pour enlever la bande.

Nous sommes maintenant en présence d'un membre ischemié, d'une plaie exsangue que nous avons nettoyée, que nous pouvons explorer à sec dans tous ses détails, et où nous pouvons rechercher méthodiquement le vaisseau à lier, comme sur un cadavre à l'amphithéâtre. C'est sans trop de difficulté que nous arrivons sur l'artère; si elle est importante, nous la reconnaissons à son calibre béant, à sa coloration blanchâtre qui tranche avec la coloration jaunâtre ou rougeâtre des tissus environnants. Le calibre des artères plus petites n'est pas conservé; elles sont aplaties, et il est prudent, si l'on veut éviter

toute erreur, d'introduire dans leur lumière un petit stylet;
l'endroit d'où partait le jet de sang dans la plaie, avant qu'on
eut installé la bande élastique, est encore un point précieux
pour la recherche de la lésion.

L'appareil d'Esmark offre encore un grand avantage : c'est
de conserver au malade tout le sang qui lui reste après une
hémorrhagie considérable qui l'a déjà trop affaibli. Après son
application, les hémorrhagies secondaires n'ont pas été obser-
vées, et, dans le cas où les petites artérioles musculaires ou
sous-cutanées, paralysées par une compression trop énergique
ou trop longtemps continuée, fourniraient une hémorrhagie en
nappe, on obvierait à cet inconvénient en faisant une application froide sur la plaie.

Dans nos considérations anatomiques, nous avons déjà tou-
ché à la question du manuel opératoire. En ce qui concerne
l'arcade palmaire superficielle, nous avons donné les points de
repère décrits par MM. Richet, Bœckel et Guyon. L'éminent
chirurgien de Necker conseille « d'inciser la peau suivant la ligne
d'opération qu'il a indiquée, de découvrir l'aponévrose palmaire,
et de l'inciser suivant les règles généralement prescrites ; de
provoquer l'écartement des lèvres de l'aponévrose en faisant
fortement tendre les doigts, et de faire la recherche de l'artère
en suivant avec soin, dans la dissection, la face interne de cette
aponévrose, qui est immédiatement appliquée sur elle. De cette
façon, il sera toujours possible de chercher avec sécurité et de
mettre à découvert l'une ou l'autre des trois parties dont l'en-
semble constitue l'arcade palmaire superficielle. » Le plus souvent, la plaie est en si mauvais état, que son agrandissement
est le plus sûr moyen d'arriver sur l'artère blessée.

Pour l'arcade palmaire profonde et les autres artères de la

main, l'indication est de tirer parti de l'étendue et de la direction de la plaie, pour aller à la recherche du vaisseau, d'après la direction du jet sanguin. Si la plaie était trop profonde, la forcipressure de M. Verneuil serait indiquée.

La ligature des deux bouts de la radiale ou de la cubitale est une opération des plus simples; au moyen de l'appareil d'Esmark, c'est une opération d'amphithéâtre qu'on a à faire. On aura soin d'achever la section du vaisseau entre les deux ligatures, dans le cas où elle serait incomplète (Obs. VII), sans quoi, le caillot manquerait de solidité ou se formerait difficilement.

Si on a affaire à une piqûre de la paume de la main, à une plaie probable de l'arcade palmaire profonde, quelle est la conduite à tenir? Telle est la question que posait M. Tillaux devant la Société de chirurgie (*Bull. soc. de chir.*, 1875). Le précepte de lier toujours est bien absolu, et, malgré cela, M. Tillaux serait tenté ici de déroger à la règle plutôt que de chercher dans une plaie étroite une artère blessée qu'il ne connaît pas. Si l'hémorrhagie est abondante, et qu'on ait la conviction qu'une artère est lésée, il faut lier, dit M. Perrin; mais si l'écoulement de sang est peu abondant, une compression modérée pourra rendre de bons services.

On a fait de sérieuses objections à la ligature directe dans la plaie, surtout dans le cas de plaie déjà ancienne; on a prétendu que des recherches prolongées, que des débridements multiples pouvaient devenir le point de départ de graves inflammations des gaînes tendineuses, de phlegmons diffus compromettant sérieusement le membre blessé. Dans nos observations, nous ne trouvons qu'une terminaison funeste (obs. XII) que nous ne saurions mettre sur le compte de la ligature; et Belhomme, dans sa thèse, ne relate que deux fois cette complication. Les larges débridements, loin d'être suivis de phlegmons dans les plaies déjà en suppuration, produisent, au contraire, très-rapidement la sédation des accidents inflammatoires; c'est l'avis de MM. les professeurs Guyon et Verneuil. Si on a ouvert une gaîne synoviale, on se contentera de faire un pansement par occlusion au moyen de l'appareil ouaté; on pourra, de cette façon, enrayer le processus inflammatoire.

2° *Ligature hors la plaie.*

Certains chirurgiens, reculant devant les difficultés qu'on éprouve à retrouver dans une plaie les bouts du vaisseau, pratiquent la ligature de la radiale et de la cubitale au poignet. On agit sur les tissus sains et on peut faire de magnifiques ligatures selon les procédés opératoires classiques. Tels sont les avantages de cette méthode. Mais, au point de vue du résultat, elle est détestable. Belhomme a relevé trente-deux cas de ligature d'emblée, deux furent suivis de mort par suite d'hémorrhagie consécutive, et neuf nécessitèrent la ligature de l'humérale; en somme, deux morts et neuf insuccès sur trentedeux cas. Sur seize cas de ligature de la radiale avec compression de la cubitale, il relate deux cas de mort, cinq cas de ligature de la cubitale, avec compression de la radiale, ont été suivis de guérison. Réunissant dans une même statistique tous les cas de ligature hors la plaie qu'il a pu recueillir, Martin, sur trente-cinq cas, constate vingt succès et quinze revers. Tous ces chiffres sont donc bien loin de plaider en faveur de ce procédé qui doit être complétement rejeté. M. Gaillard (de Parthenay) a communiqué à la Société de Chirurgie (*Bull. soc.*

de chir., 1875) deux cas dans lesquels la ligature, en dehors de la plaie, a été suivie de succès : dans le premier, il s'agissait d'une blessure de la paume de la main chez un enfant; il installa d'abord la compression au moyen de rondelles d'amadou, mais l'hémorrhagie se répétant plusieurs fois pendant les quinze jours qui suivirent, et guidé par le fait que la compression de la radiale arrêtait l'écoulement du sang, il lia cette artère et fit faire par les parents la compression de la cubitale; dans le second cas, il s'agissait d'une plaie complète de l'humérale, il fit la ligature au-dessus. M. Gaillard en conclue que le chirurgien ne doit se laisser guider, pour son mode de traitement, que par les circonstances. M. Le Dentu, qui fit le rapport sur cette communication, insiste pour que, dans tous les cas, on essaye d'abord la ligature des deux bouts; si on n'y réussit pas, c'est alors seulement qu'on doit avoir recours à ces moyens.

Nous n'avons pas besoin d'aller chercher bien loin les raisons qui s'oppposent à la réussite de la ligature des artères de l'avant-bras, ces raisons se trouvent exposées dans les rapports qu'ont entre elles les artères de la main, du bras et de l'avant-bras. En effet, grâce à l'existence de l'artère interosseuse antérieure et de l'artère du nerf médian, le système artériel de la main est en communication directe avec celui de l'avant-bras. Si, après avoir lié la radiale et la cubitale, nous remontons à l'humérale, l'hémorrhagie continuera, alimentée par les recurrentes. Il faut alors remonter à l'humérale profonde, et quelquefois l'établissement d'une collatérale peut vous forcer à remonter jusqu'à l'axillaire.

3° Ligature du tronc principal du membre.

Comme nous l'avons vu, il peut arriver que le chirurgien, après une série de ligatures infructueuses, soit obligé, à son corps défendant, de faire la ligature de l'humérale, d'arriver même à l'axillaire. Certains chirurgiens ont pensé pouvoir empêcher le danger de la circulation collatérale jusqu'à la complète formation du caillot, en liant d'emblée l'artère principale du membre. Dans la thèse de Belhomme, nous trouvons à ce sujet quelques données statistiques que voici : sur seize cas de ligature de l'humérale d'emblée, il y a eu une mort, trois fois, à la suite d'hémorrhagies secondaires, il a fallu recourir à la ligature dans la plaie, une fois à celle de l'axillaire : soit onze succès sur seize cas. Sur neuf cas où la ligature de l'humérale fut consécutive à la ligature des artères de l'avant-bras, il fallut deux fois recourir à la ligature de l'axillaire (Bérard, Carpenter) et une fois amputer le bras (Sédillot) ; soit trois insuccès sur neuf. Sur deux cas, précédés de ligature de la radiale, on constate un succès et un mort. Sur sept cas consécutifs à la ligature de la cubitale, il y eut une gangrène du bras qui nécessita l'amputation, une mort, et, dans un cas, il fallut exercer en outre la compression dans la plaie. Enfin, sur seize cas, où la compression avait été d'abord employée, il y a deux morts, et deux fois il fallut comprimer sur la plaie. En somme, sur cinquante cas, quinze insuccès dont cinq morts.

L'opération de la ligature de l'humérale n'est donc pas assez innocente pour qu'on se décide à la pratiquer d'emblée dans la première hémorrhagie secondaire, sans essayer d'abord autre chose.

Quant à la question de savoir à quel point on doit faire cette ligature, elle paraît résolue par les données suivantes : au tiers supérieur, elle a réussi six fois sur six; au tiers inférieur, trois fois sur quatre; et, dans les cas où la région n'a pas été indiquée, six fois sur onze (Martin). Il y a donc eu d'autant plus de succès que la ligature a été faite plus haut. Robert (1) conseille même, lorsqu'on n'a pas pu faire la ligature dans la plaie, de lier l'humérale au niveau du col de l'humérus, ou plutôt l'axillaire, dans le point où cette artère ne fournit pas des vaisseaux assez volumineux pour que la circulation collatérale puisse être rapidement rétablie. Une complication redoutable qu'on peut avoir à craindre est la gangrène; Blandin en signale un cas (*Gazette des Hôp.*, 1848).

Si nous comparons la ligature de l'humérale à la ligature simultanée de la radiale et de la cubitale, la proportion des insuccès est à peu près la même pour les deux cas, aussi considérons-nous cette ligature comme un moyen qu'on ne devra employer que lorsque tous les autres auront échoué.

MOYENS ACCESSOIRES.

En traitant de la compression et de la ligature, nous sommes loin d'avoir épuisé tous les modes de traitement employés contre les hémorrhagies artérielles de la main et de la partie inférieure de l'avant-bras. Il y a beaucoup d'autres procédés, moins usités, dont quelques-uns sont même complètement tombés dans l'oubli. Nous n'étudierons que les principaux.

Cautérisation. — La cautérisation au fer rouge est un moyen hémostatique qui a eu son importance et qui aujourd'hui n'est

(1) *Bull. Soc. de chir.*, 1849.

plus guère usité. Les observations où son application a été suivie de succès ne sont cependant pas rares. Dans un cas de plaie de l'artère cubitale, M. Lefort (1) cautérisa à plusieurs reprises avec le fer rouge la surface de la plaie qui marcha rapidement vers la cicatrisation. Jobert de Lamballe (2) traitant un anévrysme consécutif à une plaie de la radiale dut faire successivement les ligatures de la radiale, de la cubitale et de l'humérale sans arriver à se rendre maître de l'hémorrhagie; il se décida alors à employer la cautérisation au fer rouge, la plaie se cicatrisa au bout de vingt-cinq jours, et l'hémorrhagie ne reparut plus. Dans notre observation XVI qui nous a été communiquée par notre excellent ami, M. Bide, interne des hôpitaux, nous voyons la cautérisation réussir parfaitement après une tentative infructueuse de compression. C'est le procédé que nous avons vu employé plusieurs fois avec succès par M. de Saint-Germain, chirurgien de l'Hôpital des Enfants malades. Ce moyen pourrait donc être employé dans le cas d'hémorrhagies secondaires rebelles à la ligature des deux artères de l'avant-bras, ou à la compression, de préférence à la ligature de l'humérale.

Bouchacourt (3), qui a étudié le mécanisme de la cautérisation par le fer rouge, a démontré que, pour obtenir une hémostase plus certaine, il faut que le cautère soit porté au rouge sombre seulement, et dans ce cas, les trois tuniques artérielles se rétractent sans former d'eschare, elles remontent en dedans du vaisseau, de manière à en fermer la lumière.

Éponge préparée. Nous avons déjà signalé cette méthode

(1) Thèse Martin : *loc. cit.*
(2) *Bulletin thérapeutique*, 1847.
(3) Thèse de Paris, 1836.

parmi les procédés employés pour exercer la compression directe. Lecomte (1) ne rapporte que trois observations; il conseille de se servir de l'éponge préparée imprégée de perchlorure de fer, quand la ligature directe n'a pu réussir. Voici comment on l'emploie : Après avoir nettoyé la plaie, on introduit au fond de la blessure un ou plusieurs cylindres d'éponge préparée imbibée d'une solution de perchlorure de fer qui doit être assez faible. Pour donner à l'éponge le temps de se distendre, on fera, les premiers jours, la compression des artères de l'avant-bras au moyen de rondelles d'agaric superposées, ou bien le tamponnement de la main à l'aide de boulettes de charpie. L'éponge comprime les tissus en se dilatant, elle donne issue facile à la supuration, elle permet, entre ses mailles, des injections détersives et hémostatiques. Il faut attendre patiemment qu'elle soit expulsée par le travail de la cicatrisation.

Cette méthode nous paraît avoir tous les inconvénients de la compression directe; de plus la présence de ce corps étranger dans la plaie peut en amener l'inflammation (Obs. XII). Il arrive souvent que la compression est si douloureuse qu'il faut retirer l'éponge.

Position du membre. La flexion forcée est un moyen hémostatique qui, durant ces dernières années, a eu plusieurs partisans. Le principe n'est pas nouveau, car Bichat a montré que la flexion forcée de l'avant-bras sur le bras, en comprimant l'artère humérale au niveau du pli du coude, arrête le cours du sang dans les artères situées au-dessous. Malgaigne fit la même remarque. Durwel (2), le premier, employa ce moyen pour arrêter une hémorrhagie palmaire. Nous trouvons ce procédé

(1) Thèse de Paris. 1872.
(2) *Bull. de thérap. méd. et chirurg.* 1849.

Lebrun   3 signalé, mais surtout comme moyen accessoire, dans les auteurs anglais Erichsen et Holmes. Adelmann, professeur à l'Université de Dorpat, a publié en 1862, une observation dans laquelle il avoue ne pas être parvenu à lier l'humérale chez un blessé atteint de plaie à la main et il fit la flexion forcée qui réussit, depuis il s'est servi de ce procédé un certain nombre de fois, avec succès, d'après lui. En 1874, il communique à la Société médicale de Berlin dix-neuf observations dont onze cas lui sont propres, il n'y joint pas les cas dans lesquels on a pratiqué en même temps la compression des artères. Sauf dans un cas où le blessé ne put supporter la flexion, ce procédé fut toujours suivi de guérison. La durée de la flexion a varié, et a même atteint dix-huit jours dans un cas. Il est avantageux quand on change le pansement, dit-il, de modifier de un à deux degrés l'angle formé. Nous ne mettrons pas en doute la statistique de notre confrère allemand, nous nous contenterons de dire qu'il a été exceptionnellement heureux. Ce procédé est très-douloureux, il produit des gonflements énormes de l'avant-bras et de la main qui peuvent aller jusqu'à la gangrène (Bulow de Kœnisberg), de plus il est quelquefois infidèle. M. le professeur Verneuil (1) attribue l'écoulement sanguin qui se reproduit dans certains cas, non pas à l'afflux du sang, mais au contraire, à un obstacle qui, sans modifier l'appareil artériel, gêne seulement le retour veineux.

Il faut donc rejeter ce procédé d'une façon générale, nous réservant de l'employer quelquefois, comme adjuvant ou comme moyen hémostatique provisoire.

L'extension forcée amène aussi un ralentissement dans le cours du sang à la partie inférieure de la radiale, en effet, dans

(1) *Gazette hebdom.* 1862.

cette position du bras, le tendon aponévrotique du biceps applique l'artère contre l'épiphise inférieure de l'humerus.

L'élévation du membre, en obligeant le courant sanguin à lutter contre l'action de la pesanteur est bien un obstacle à la circulation, mais nous croyons que, comme l'extension, c'est un moyen hémostatique d'une utilité contestable.

Liquides coagulants. Les liquides coagulants que l'on emploie le plus souvent sont le perchlorure de fer et l'eau de Pagliari que l'on associe d'ordinaire au tamponnement et à la compression. La dissolution de chlorure de zinc qui, du reste, est peu employée n'a jamais donné de bons résultats. Le perchlorure de fer (solution au 30e) est d'un usage fréquent, il n'y a pas en effet de blessé, atteint d'hémorrhagie, qui n'arrive à l'hôpital avec un premier pansement au perchlorure de fer fait par le pharmacien chez lequel il a été transporté. Ce moyen est, la plupart du temps, inefficace dans les sortes d'hémorrhagies dont nous nous occupons. Mais la grande objection qu'on lui fait, c'est d'altérer le caractère de la surface de la plaie au point que, souvent, la recherche du vaisseau est de la plus grande difficulté (obs. X), et d'y produire de l'inflammation qui, en désagrégeant les caillots chimiques et physiologiques, produit des hémorrhagies secondaires redoutables. M. Broca (1) dit que généralement on applique le perchlorure de fer trop superficiellement ; il faut le faire pénétrer dans l'artère, puis maintenir assez longtemps l'arrêt de la circulation pour que le caillot ait le temps de se former ; la compression doit durer un quart d'heure environ ; la coagulation du sang par le perchlorure de fer n'est pas instantanée, elle n'est complète qu'au bout de quarante-cinq secondes.

(1) *Bull. de la Société de chirurg.* 1856.

L'eau de Pagliari ne présente pas les mêmes inconvénients
que le perchlorure de fer, mais elle est beaucoup moins puis-
sante que lui. Sédillot cependant l'a employée quelquefois avec
succès, en même temps que la compression.

Glace et réfrigérants. — Nous ne citerons ces procédés que
pour mémoire, car si la glace réussit dans les hémorrhagies
en nappe ou fournies par des artérioles de très-petit volume,
son efficacité n'est pas encore bien démontrée pour les hémorrhagies d'artères d'un calibre plus fort. C'est cependant un
adjuvant utile, un agent hémostatique précieux dont on pourra
se servir en quelques circonstances.

TORSION

« On donne le nom de torsion des artères à un procédé
d'hémostase à l'aide duquel on obture le calibre d'un vaisseau
sanguin en utilisant la force élastique de torsion dont sont
douées les tuniques artérielles. » C'est ainsi que Magon (1)
définit la torsion dans un travail récent qu'il a fait à ce sujet.
Mentionnée dès la plus haute antiquité, complétement oubliée
pendant le moyen âge et dans les temps modernes, la torsion
des artères fut reprise seulement en 1828 par Amussat, qui fit
les plus grands efforts pour la vulgariser, puis de nouveau
abandonnée entièrement, du moins en France, lorsque M. Tillaux eut l'idée de l'étudier à son tour. M. Tillaux pratique la
torsion à l'aide d'une pince qui ressemble beaucoup à la pince
à torsion ordinaire, seulement ses mors sont plus longs et s'a-
daptent plus hermétiquement l'un à l'autre. Nous n'avons pu
recueillir qu'une observation (Obs. XV) de torsion après une

Magon, *de la Torsion des artères*, thèse, Paris, 1875.

plaie de la radiale ; nous ne pouvons donc d'après ce seul cas asseoir notre jugement sur cette question. Dans une discussion de la Société de chirurgie du 29 mars 1876, M. Maurice Perrin signale deux points noirs dans la méthode de M. Tillaux : d'abord l'impossibilité ou du moins la très-grande difficulté d'appliquer la torsion à des artères enflammées, ensuite le danger des hémorrhagies primitives quinze à vingt minutes après l'opération, par suite de la perte de l'élasticité des parois artérielles altérées. Nous n'avons pas, nous le répétons, l'intention de juger ce procédé, nous n'avons voulu que le mentionner à la fin de notre étude sur le traitement des plaies artérielles de la main et de la partie inférieure de l'avant-bras.

CONCLUSIONS

1º Si la plaie a été produite par un instrument piquant, on essayera la compression directe.

2º Si la plaie est plus étendue, même si elle est en suppuration, l'indication est absolue, *on appliquera la bande d'Esmark*, et après avoir fait méthodiquement les débridements nécessaires, ou fera *la ligature des deux bouts du vaisseau*. Si l'artère n'était pas complétement coupée, on en achèverait la section entre les deux ligatures.

3º Il faut rejeter la ligature de la radiale et de la cubitale, ainsi que de l'humérale.

4º Dans les cas de plaie profonde, on pourra avoir recours à la forcipressure.

5º Proscrire le perchlorure de fer et préférer la cautérisation.

6º Rejeter la flexion forcée.

OBSERVATION I

M. GUYON. — Blessure de l'artère radiale ; ligature des deux bouts au moyen de l'appareil d'Esmark. Guérison (*Journal de méd. et de chirurg. pratiques*, 1875, art. 10446).

Il s'agit d'une femme qui avait eu l'avant-bras frappé par un fragment de toiture. Il en était résulté une plaie assez nette du tiers supérieur de l'avant-bras, d'où le sang s'écoulait en quantité considérable. La femme fut amenée à l'hôpital Necker, dans le service de M. Guyon.

La femme était exsangue ; la plaie comprimée ne donnait plus de sang ; deux heures après l'accident, le pouls radial était parfaitement sensible. On pourrait trouver là des conditions propres à faire temporiser. Mais avec les antécédents, le cas était net ; il s'agissait d'une plaie artérielle. Il était indiqué de rechercher l'artère et de la lier ; la recherche pouvait être difficile. En outre, cette femme exsangue ne pouvait pas perdre une nouvelle quantité de sang. L'emploi de l'appareil d'Esmark répondait à ces deux indications.

M. Guyon tamponna la plaie, et par dessus établit la bande élastique ; puis il fixa l'anneau constricteur sur le bras et retira la bande élastique. Comme toujours, la recherche se fit dans les tissus exsangues, comme sur un corps mort. Les deux bouts de l'artère furent trouvés et liés sans que la malade perdit de sang.

Les suites de l'opération ont été excellentes.

OBSERVATION II

M. GUYON. — Blessure de l'arcade palmaire superficielle. — Appareil d'Esmark. — Ligature dans la plaie. — Guérison (*Revue mensuelle de médecine et de chirurgie*, juin 1877).

Le 27 avril 1876, fut amenée à la salle Sainte-Cécile la femme M..., âgée de 45 ans. Cette pauvre femme venait d'être atteinte de pleurésie grave ; elle sortait pour la première fois après plusieurs semaines de maladie et portait à la main gauche une bouteille vide. Elle perdit l'équilibre et tomba sur le pavé. L'hémorrhagie fut immédiate et abondante, et continuait toujours lorsque nous vîmes la malade deux heures après l'accident. On avait cependant fait la compression des artères du poignet et tamponné la paume de la main avec de la charpie imbibée de perchlorure de fer. La plaie, longue d'environ trois centimètres, est située au niveau du sillon moyen de la paume de la main ; à son extrémité interne, elle empiète sur l'hypothénar. La bande élastique est appliquée, la malade soumise au chloroforme ; nous débridons en suivant la direction de la ligne d'opération et nous arrivons bientôt sur l'arcade palmaire. Elle est blessée au niveau même de son changement de direction, alors qu'elle devient transversale. La blessure est incomplète, un stylet d'Anel porté dans la petite plaie artérielle pénètre facilement les deux bouts du vaisseau qui sont immédiatement liés. Nous mîmes à découvert quelques branches nerveuses, mais nous n'aperçumes même pas les tendons.

Les suites de l'opération furent d'abord simples et restèrent simples du côté de la paume de la main et de l'avant-bras. La plaie se cicatrisa régulièrement et rapidement, et à aucun moment il n'y eut du côté des gaînes tendineuses la moindre manifestation inflammatoire ; mais dès le troisième jour, le dos de la main était légèrement tuméfié. C'était le début d'une arthrite des petites articulations du carpe qui se termina par suppuration et retint la malade à l'hôpital jusqu'au 28 août.

OBSERVATION III.

M. Guyon. — Blessure de la radio-palmaire et de l'arcade palmaire superficielle. — Appareil d'Esmark. — Ligature. — Guérison (*Revue mensuelle de médecine et de chirurgie*, juin 1877).

Le 8 mai 1876, nous recevions à la salle Saint-André un jeune homme qui venait de se blesser à la main gauche en

brisant un carreau de vitre. L'hémorrhagie avait été abondante
et n'était qu'imparfaitement arrêtée par un bandage compressif;
l'accident ne datait que de quelques heures. Dès que le pansement provisoire eut été enlevé, l'hémorrhagie se reproduisit
sous la forme caractéristique de jet rutilant et saccadé. Il y
avait deux plaies qui donnaient également. L'une était située
en dehors, à cheval sur le poignet et la main, au niveau même
de la radio-palmaire. Elle contenait encore un long fragment
de verre qui fut extrait. La plaie tut débridée à ses deux extrémités selon l'axe du poignet auquel elle était à peu près parallèle. Il fut facile de trouver la radio-palmaire et de la lier.

Mais nous avions encore affaire à une deuxième plaie sai-
gnante, située à la limite externe de l'éminence thenar, au
niveau du tiers supérieur de la paume de la main avec ses deux
tiers inférieurs. Cette plaie était étroite, à peu près transversale.
Nous l'agrandîmes dans la direction de la ligne d'opération que
nous ne prolongeâmes guère que dans l'étendue de trois centimètres, et que nous dirigeâmes de manière à rejoindre la
petite plaie. Après avoir incisé l'aponévrose, nous découvrîmes
une infiltration sanguine assez abondante pour gêner la
recherche de l'artère. Cela nous obligea à faire une petite incision libératrice, perpendiculaire à la lèvre digito-palmaire de
l'incision de recherche. L'aponévrose fut alors disséquée,
bientôt la p'aie artérielle fut reconnue et les bouts liés isolé-
ment. Une fois la ligature faite, la bande élastique fut enlevée.
Il n'y eut que peu de suintement sanguin de retour, et dès lors
toute hémorrhagie cessa complètement.

Les suites furent absolument simples, le 23 mai, le malade
complètement guéri demandait sa sortie et n'a pas été revu.

Lebrun

OBSERVATION IV.

M. GUYON. — Blessure de l'arcade palmaire superficielle. — Appareil d'Esmark. — Ligature. — Guérison (*Revue mensuelle de médecine et de chirurgie,* juin 1877).

Le 20 mai 1876 entre à la salle Saint-André un garçon de 20 ans qui s'était blessé la veille en voulant boucher un flacon à large tubulure, qui s'était brisé sous l'effort de la main droite employée à cette imprudente manœuvre.

La plaie faite comme à l'emporte pièce, avait exactement la forme d'une demi-circonférence. Sa convexité répondait à un centimètre au-dessous du pli du poignet, ses cornes gagnaient les régions du thénar et de l'hypothénar. Il y avait eu hémorrhagie immédiate abondante arrêtée par la compression directe. Elle se reproduisit dès que le bandage fut enlevé; elle avait pour unique siége la corne interne du croissant circonscrit par la demi-circonférence tracée par la portion brisée du goulot.

L'indication de la ligature paraissait évidente, elle fut immédiatement pratiquée et exécutée en mon absence par un de mes internes, M. Campenon, aide d'anatomie de la faculté.

Il fut facile de trouver le bout supérieur dans la plaie, mais le bout inférieur échappait aux recherches. Une incision dirigée selon la ligne d'opération fut alors conduite à la rencontre de la corne interne de la demi-circonférence tracée par le traumatisme. Cette incision chirurgicale mesurait à peine deux centimètres, elle permit cependant de trouver le bout inférieur béant au milieu d'une infiltration sanguine et de le lier.

Il n'y eut après cette opération heureusement conduite aucune espèce d'accident; le malade quitta l'hôpital le 4 juin, il fut revu le 8 complètement cicatrisé.

Nous devons à l'obligeance de M. Jarjavay, interne de l'hôpital Necker, les quatre observations suivantes prises, l'année dernière, dans le service de M. Dolbeau à Beaujon. Bien que l'observation VIII ne rentre pas directement dans notre sujet puisqu'il s'agit d'une blessure de la radiale au tiers supérieur de l'avant-bras, nous la citons cependant comme un cas heureux de l'application de l'appareil d'Esmark.

OBSERVATION V.

M. DOLBEAU. — Blessure de l'arcade palmaire superficielle. — Ligature des deux bouts dans la plaie, au moyen de l'appareil d'Esmark. — Guérison.

Le nommé Mollé, Jean, âgé de 43 ans, blanchisseur, entre le 15 août 1875 à l'hôpital Beaujon, 3e pavillon, lit n° 10, dans le service de M. le professeur Dolbeau.

Cet homme entré à six heures et demie du soir s'est blessé à la main en tombant sur un carreau. Il en est résulté une plaie linéaire, transversale de la paume de la main. Une ligne horizontale menée le long du bord cubital du pouce en abduction se trouve sur le trajet de la plaie.

L'hémorrhagie est abondante; la plaie ne présente qu'une profondeur de cinq à six millimètres. Le malade avait déjà arrêté l'hémorrhagie en comprimant la plaie avec son pouce. On installe une nouvelle compression, mais l'hémorrhagie continuant, on entoure le membre de la bande d'Esmark et on produit l'ischémie artificielle.

Les deux bouts de l'artère, qui n'est autre que l'arcade palmaire superficielle, sont cherchés directement dans la plaie. Cette recherche est assez longue et assez laborieuse. Néanmoins la ligature des deux bouts fut effectuée et l'hémorrhagie complètement arrêtée.

Les suites furent des plus régulières; les fils tombèrent du sixième au septième jour.

Le malade sortit guéri le 25 septembre après parfaite cicatrisation de la plaie.

Observation VI.

M. Dolbeau. — Blessure de la radiale au niveau de l'apophyse styloïde
du radius. — Appareil d'Esmark. — Ligature. — Guérison.

Le nommé X... entre à l'hôpital Beaujon, dans le service de
M. Dolbeau, en septembre 1876, pour une hémorrhagie abondante causée par une plaie située vers la base de l'apophyse
styloïde du radius, ayant trois centimètres d'étendue environ,
se dirigeant obliquement vers la face dorsale du poignet et des-
sinant assez bien le trajet de la radiale à la partie inférieure de
l'avant-bras.

Le malade avait perdu beaucoup de sang depuis l'accident et
sans plus tarder la bande d'Esmark fut appliquée. La radiale
était effectivement intéressée.

Les deux bouts étant très-écartés l'un de l'autre, la plaie est
agrandie au bistouri vers son angle inférieur. Le vaisseau apparaît aplati et exsangue; par mesure de précaution l'opérateur
dut rechercher la lumière du vaisseau avec un stylet d'Anel.
Les deux bouts furent liés.

L'hémorrhagie ne se reproduisit plus. Les fils tombèrent le
dixième jour; aucune complication ne vint entraver le travail
de cicatrisation et le malade sortit parfaitement guéri.

Observation VII.

M. Dolbeau. — Blessure de la radiale au tiers inférieur. — Appareil
d'Esmark. — Ligature des deux bouts dans la plaie. — Guérison.

Le nommé Foucher (Elie-Adolphe), maçon, agé de 18 ans,
entre à l'hôpital Beaujon, 1er pavillon, lit n° 25, le 30 octobre
1876.

Cet homme s'est blessé en tombant sur une vitre; il s'est fait
sur le trajet de la radiale, au niveau de la gouttière du pouls,
une plaie très-étroite, et, immédiatement après l'accident, se
produisit une hémorrhagie artérielle qui fut momentanément

arrêtée par la compression. Il entre vers le soir. Le lendemain, hémorrhagie artérielle un peu avant la visite. La bande d'Es-mark est appliquée et une incision est faite sur le trajet de la radiale. Au fond de la plaie paraît le vaisseau divisé aux trois quarts et transversalement. Une languette, formée par la tunique artérielle, empêche l'écartement complet des deux bouts. Deux fils sont passés sous l'artère, qui est liée en deux points, et la section est complétée entre les deux ligatures.

Les suites furent simples. On employa le pansement alcoolisé. Les fils tombent le huitième jour.

Le malade sort guéri le 27 novembre.

OBSERVATION VIII.

M. DOLBEAU. — Blessure de la radiale au tiers supérieur de l'avant-bras. — Appareil d'Esmark. — Recherche méthodique et ligature des deux bouts de l'artère dans la plaie. — Guérison.

Le nommé Simonnet (Auguste), âgé de 25 ans, garçon de magasin, entre le 23 juin 1876 à l'hôpital Beaujon, 1er pavillon, lit n° 21, dans le service de M. Dolbeau.

Cet homme a été blessé à l'avant-bras par une lame de tôle. Il vient à l'hôpital, le lendemain de l'accident, avec un simple pansement compressif qui avait arrêté momentanément toute effusion sanguine. Le lendemain matin, à la visite, l'appareil est enlevé et un jet de sang rutilant sort par saccades de la blessure.

La compression digitale est immédiatement pratiquée au-dessus de la solution de continuité sur l'humérale; la plaie est épongée. On peut ainsi se rendre compte des lésions.

Au tiers supérieur de l'avant-bras apparaît une plaie transversale d'environ 5 à 6 centimètres d'étendue, plaie profonde et ayant intéressé, dans toute son épaisseur, le muscle long supinateur dans le bord interne se dessine nettement au fond de la solution de continuité. Il n'y a pas de doute, c'est la radiale qui est le siége de l'hémorrhagie. La bande d'Esmark est appliquée, et l'on va méthodiquement à la recherche de la radiale le long du bord interne du long supinateur. Aucun débridement n'est produit ; les deux bouts sont liés sans difficulté l'un après l'autre. Pansement à l'alcool et à la ouate.

Les fils tombent du dixième au douzième jour. Il n'y a pas de complications. Le malade sort guéri le 25 juillet.

OBSERVATION IX.

M. NICAISE. — Blessure de l'artère radiale dans la tabatière anatomique. — Appareil d'Esmark modifié. — Ligature. — Guérison (Société de chirurgie, 22 mars 1877).

Un jeune homme de 16 ans reçut un coup de hachette sur la main gauche, au niveau de la tabatière anatomique. Survient une hémorrhagie artérielle qui est arrêtée par la compression sur le poignet. Les jours suivants, nouvelles hémorrhagies. Le sujet était pâle, faible, anémié ; il fut présenté à M. Nicaise vingt jours après l'accident. Chloroformisation et application de la bande d'Esmark modifiée. M. Nicaise agrandit la plaie et découvre la radiale, qui est déchirée incomplètement et donne une collatérale à ce niveau. Ces artères sont liées et la plaie recouverte d'un pansement ouaté. Cicatrisation complète quinze jours après l'opération.

OBSERVATION X.

M. LUCAS CHAMPIONNIÈRE. — Blessure de l'arcade palmaire superficielle. — Application de l'appareil d'Esmark 23 jours après l'accident. — Ligature des deux bouts dans la plaie. — Guérison (*Journal de méd. et de chirurg. pratiques*, 1875, art. 10037).

Il s'agissait d'un jeune homme de 24 ans, élève en pharmacie, qui, douze jours auparavant, avait été blessé à la paume de la main gauche par les débris d'un appareil à déplacement qui s'était brisé dans ses mains ; les fragments de verre avaient labouré la paume de la main en coupant en travers l'éminence hypothénar.

Il avait eu d'abord, paraît-il, une hémorrhagie abondante, et on s'était empressé de bourrer la plaie de charpie, de perchlorure de fer, et d'installer une compression plus ou moins complète sur le trajet des troncs artériels. Quelques jours s'étaient passés ; puis, le sang ayant coulé de nouveau sous le pansement, on avait ajouté du perchlorure de fer, de la charpie, des bandes. Le quinzième jour, le malade, souffrant beaucoup, se décida à entrer à l'hôpital. Lorsque je défis le pansement, je le trouvai dans un état indescriptible, constitué par des masses dures comme du bois, imbibé de liquides infects ; j'eus beaucoup de peine à l'enlever, et je trouvai une plaie étroite à l'entrée, large dans la profondeur ; la paume de la main était labourée. Des tissus hachés, déchirés s'échappait du sang, qui se mêlait à une suppuration infecte. La plaie fut lavée à l'eau phéniquée. Le sang coulait en nappe assez abondante, mais l'écoulement s'arrêtait aisément par la compression. Il était indiqué, avant de faire une recherche laborieuse, de pratiquer une compression méthodique ; le malade refusait, du reste, toute intervention opératoire.

La compression fut faite dans la plaie avec des rondelles d'amadou empilées, et l'écoulement du sang fut arrêté. Je recommandai l'élévation de la main et l'immobilité, et tout alla bien durant cinq jours ; puis, le malade se trouvant en bon état, abaissa la main, fit des mouvements, et le sang repartit.

Le pansement fut fait de nouveau ; mais, dès le second jour, l'hémorrhagie recommença ; on fit une nouvelle compression très-énergique et lorsque j'arrivai, je décidai de faire toutes les recherches possibles pour retrouver les bouts de l'artère. Je donnai du chloroforme au malade, puis l'appareil d'Esmark fut appliqué sur l'avant-bras et l'anneau de caoutchouc fut mis sur bras. J'incisai alors la peau de la partie supérieure de la paume, puis je disséquai attentivement, en lavant avec soin, des caillots altérés, des lambeaux d'aponévrose, des bouts de muscles déchirés constituant la plaie et je dus chercher minutieusement dans ces tissus méconnaissables pour retrouver l'arcade palmaire superficielle ouverte non loin de son origine. Une partie du vaisseau était conservée, c'était une plaie incomplète, et je pus lier les deux bouts de l'artère. Grâce au procédé hémostatique, les tissus étaient décolorés, il ne s'écoulait point de sang et j'avais disséqué aussi tranquillement que sur un cadavre.

L'appareil fut levé, il s'écoula du sang en masse par tous les petits vaisseaux ; mais les deux bouts liés de l'artère battaient au fond de la plaie. Je pansai en appliquant des morceaux d'agaric trempés dans de l'eau phéniquée et laissai le pansement en place quelques jours comme j'en ai l'habitude.

Les suites furent très-simples, et quinze jours après le malade sortait guéri, il n'avait plus qu'une plaie superficielle avec des bourgeons charnus.

OBSERVATION XII

Service de M. LEFORT. — Blessure de l'arcade palmaire superficielle et de la troisième interosseuse. — Cinq ligatures au moyen de l'appareil d'Esmark appliqué à deux reprises différentes. — Mort du malade d'infection purulente, 23 jours après l'opération (communiquée par M. Bide, interne des hôpitaux).

Alin Pierre, domestique, entre à l'hôpital Beaujon, 2e pavillon, n° 10, le 16 décembre 1876. Il est âgé de 32 ans.

17 décembre. — Il est tombé hier au soir sur une carafe et s'est fait à la paume de la main une plaie siégeant dans la région hypothénar gauche. Cette plaie part, en haut, du pli qui sépare les éminences thénar et hypothénar. A un centimètre à peu près du pli inférieur de flexion du poignet, se dirigeant en bas et en dedans, la plaie atteint le bord cubital de la main entre le pli palmaire correspondant à la flexion des quatre derniers doigts et celui qui correspond à celle des trois derniers. Cette plaie ne va pas verticalement dans la profondeur, mais son plan

regarde légèrement en haut et en dedans. Elle est anfractueuse. Le malade raconte qu'après l'accident, le sang rouge vermeil coulait « comme d'une fontaine; » il en aurait perdu deux litres, dit-il, assertion exagérée mais qui indique la quantité considérable perdue. Un pharmacien essaya, mais en vain, d'arrêter l'hémorrhagie avec du perchlorure de fer. Un médecin, le docteur Planchon, ex-interne des hôpitaux, fit de la compression en mettant une plaque d'amadou sur la plaie, un bouchon en long sur la cubitale, lia le tout fortement et envoya le malade à l'hôpital, vers les 6 heures, avec ce diagnostic : *Plaie de la cubitale.*

L'hémorrhagie paraissait arrêtée; l'interne de service se garde d'enlever le pansement et commande qu'on surveille le malade. La bande d'Esmark est laissée à proximité.

A 8 heures du soir, l'hémorrhagie semble continuer. Nouvelle compression plus énergique.

A 2 heures du matin, rien de nouveau.

A 8 heures et demie le lendemain, nouvelle menace d'hémorrhagie. On juge opportun de voir la plaie. On enlève les caillots, le perchlorure de fer qui souillent la plaie. Un aide comprime vite l'humérale, car le sang coule de nouveau à flots.

L'appareil d'Esmark est appliqué et la plaie est détergée à grand peine. Elle apparaît alors, profonde, sans anfractuosités, elle va jusqu'au quatrième espace métacarpien. On voit l'os et les interosseux au fond.

La recherche du bout supérieur fut assez longue; se guidant sur le pisiforme, on put trouver d'abord le nerf; son extrémité pincée n'était point douloureuse, il fallait comprimer à 2 ou 3 millimètres au-dessus pour déterminer une violente douleur. En dedans fut trouvée et liée la cubitale. Mais en la soulevant, à l'aide du fil, on vit que, près du point où elle était sectionnée, partait la collatérale interne de l'auriculaire. Cette artériole fut liée à son origine.

Le bout inférieur s'était pour ainsi dire exprimé de lui-même à travers la plaie durant ces manœuvres; il fut pris, dénudé et lié à 3 millimètres de son point de section, comme le bout supérieur.

Le fond de la plaie est exploré avec soin, aucune artère n'y paraît.

La bande d'Esmark est enlevée et la pluie sanguine qui suit sa levée ayant cessé, on retire les éponges qui servaient à comprimer la plaie. L'écoulement sanguin était léger, mais rouge vermeil. Il remplissait peu à peu le fond de la plaie et débordait. Jugeant que quelque vaisseau important était encore lésé, on explore le fond de la plaie près des métacarpiens, et comme il y avait là quelques caillots, on les enlève. Il se produisit un jet de sang artériel, aplati, volumineux, qui fit craindre que l'arcade profonde ne fut tranchée. Cependant le jet ne se produisait qu'en un point, et l'hémorrhagie cessait quand un crochet appliqué au fond de la plaie comprimait sur le trajet de l'arcade profonde. Après de vaines tentatives pour lier malgré le flot de sang, on appliqua de nouveau la bande d'Esmark. Après avoir détergé le fond de la plaie et cherché vainement l'arcade profonde, on aperçoit dans le quatrième espace interosseux un petit canal qui semble être une artériole interosseuse palmaire. Elle paraissait fendue en long dans l'étendue de 2 millimètres et demi à peu près. On passe deux fils distants l'un de l'autre de 4 millimètres. On lie en ces points. La bande d'Esmark fut enlevée lentement. L'écoulement sanguin fut très-modéré. Deux éponges préparés furent laissées dans la plaie. Les deux lèvres serrées. Un pansement compressif avec amadou, compresses et bande sèche fut appliqué. Ces manœuvres avaient duré près de deux heures. Vers les 5 heures et demie, le malade est revu. Il est affaibli, a sommeillé un peu, son pansement n'est souillé d'aucune tache de sang.

Médication tonique. Vin. Alcool.

Il est bon d'ajouter qu'aucun tendon n'a été intéressé et que la plaie ne paraît pas s'étendre à la loge moyenne de la main.

20 décembre. — Le pansement est enlevé et on s'aperçoit que la bandelette de diachylon qui retient les fils à ligature fait le

tour de l'avant-bras au tiers inférieur et qu'il existe du gonflement au-dessus et au-dessous.

21 décembre. — Une première éponge est enlevée. La deuxième est laissée en place. Il existe un peu de gonflement sur le dos de la main, au niveau de l'espace interdigital, qui sépare le médius de l'index. On couvre la main et tout l'avant-bras de compresses alcoolisées.

22 décembre. — On enlève la deuxième éponge après l'avoir fortement humectée (irrigation), ou plutôt en se gonflant, elle se détache d'elle-même. Il n'y a pas trace d'hémorrhagie, la face antérieure du poignet est rouge. Le malade n'a pas beaucoup d'appétit, il est très-pâle et dans la soirée il est pris d'une épistaxis assez abondante.

23 décembre. — La plaie est en suppuration, le dos de la main est très-gonflé, œdematié. Même pansement. Le malade reprend un peu d'appétit.

25 décembre. — Frisson et claquement de dents, le malade meurt le 10 janvier d'infection purulente.

OBSERVATION XIII

M. VERNEUIL. — Blessure de la radiale à son passage à travers le premier espace métacarpien. — Large débridement. — Forcipressure au moyen de la pince à ligature. — Guérison (Martin, thèse 1870).

Dans le courant de l'année 1869, un homme adulte se fait, avec un instrument tranchant, une blessure dans la paume de la main gauche. La plaie, très-profonde, est située à l'union de l'éminence thénar et de la paume de la main proprement dite, à 3 centimètres environ au-dessous du poignet. L'hémorrhagie immédiate qui se produit est arrêtée par la compression appliquée directement sur la plaie. Le troisième jour l'hémorrhagie reparaît. On refait une compression locale moins énergique que la précédente, en même temps qu'on applique un bandage compressif sur tout l'avant-bras. Le cinquième jour nouvelle hémorrhagie; M. Verneuil enlève alors toutes les pièces du pansement et, pendant qu'un aide comprime l'humérale, explore la plaie, une sonde cannelée pénètre jusqu'aux os du métacarpe. Soupçonnant alors une blessure de la radiale, à son passage à travers le premier espace métacarpien, il n'hésite pas à faire un large débridement. Le malade étant préalablement endormi, M. Verneuil plonge dans la plaie un bistouri qui sort par la face dorsale de la main et sectionne toutes les parties molles du du premier espace interosseux, depuis son sommet jusqu'à sa base. Se trouvant alors en face d'une plaie large et béante, il lie toutes les artères qui donnent du sang; l'une d'elles cependant, à cause de la profondeur à laquelle elle est située, ne peut être liée, bien qu'on puisse la saisir avec la pince à ligature. M. Verneuil laisse alors la pince fixée sur l'artère, en ayant soin de l'entourer de charpie pour l'isoler des tissus voisins et la fixer dans l'immobilité. Le sang est définitivement arrêté. La plaie est recouverte de compresses fraîches. Des granulations de bonne nature se montrent bientôt; aucun accident ne survient; la pince est enlevée le cinquième jour. La plaie se cicatrise complétement, aucun des mouvements de la main n'est aboli, les mouvements d'adduction du pouce seuls restent limités.

OBSERVATION XIV.

M. VERNEUIL. — Blessure de la radiale au niveau du premier espace interosseux. — Forcipressure pendant six jours. — Guérison (Société de chirurgie, 6 janvier 1875).

Homme admis pour une plaie de la main à lambeaux qui semble si peu grave d'abord qu'après quatre ou cinq jours il fut désigné pour Vincennes. Mais le cinquième jour il fut pris de fièvre, ce qui empêcha son départ. Le maladise augmenta les jours suivants, puis le quinzième jour l'interne de garde fut mandé plusieurs fois pour une hémorrhagie qui, arrêtée par les moyens ordinaires, reparaissait deux ou trois heures après. Le lendemain, à la visite, on vit une tumeur pulsatile formée par des caillots dans le premier espace interosseux. L'artère radiale était blessé à ce niveau. La plaie était très-profonde. La ligature eut peut-être été possible, mais l'aiguille de Deschamps eût pu déchirer les tissus. D'ailleurs la compression arrêtait l'hémorrhagie. Une pince à pression, la pince employée par M. Péan dans l'ovariotomie, arrêta le sang dans le point où elle fut placée. Quatre pinces semblables furent placées l'une à côté de l'autre et l'hémostase fut complète. Les pinces tombèrent au sixième jour, sans qu'il se fût produit d'autre accident qu'un abcès qui ne dépendait certainement pas des procédés employés.

OBSERVATION XV.

Blessure de l'artère radiale. — Torsion des bouts déviés. — Guérison
(The Lancet, 21 nov. 1874).

Un homme de 26 ans entra à l'hôpital avec une plaie de la radiale faite avec un tranchet dont il se servait pour couper du cuir ; l'instrument glissa et entra dans le poignet. Il y eut une hémorrhagie, peu abondante toutefois. Malgré un pansement, la perte de sang continua.

Le bras était gonflé et douloureux. On sentait la pulsation de la radiale au-dessous de la plaie. On agrandit cette plaie pour mettre l'artère a découvert, on trouva qu'elle était atteinte d'une plaie incomplète. On la sectionna entièrement et on fit la torsion des deux bouts, on fit également la torsion de plusieurs petites arté-rioles qui donnaient du sang.

Le septième jour, il y eut un peu de sang pendant la nuit.

Le dix-huitième jour, de nouveau, légère hémorrhagie dans la plaie. Néanmoins la guérison était complète le quarantième jour.

OBSERVATION XVI.

M. DE SAINT-GERMAIN. — Plaie de l'arcade palmaire superficielle (radio-palmaire). — Traitement par la compression et la cautérisation. — Guérison (Communiquée par M. Bide, interne des hôpitaux).

La nommée Hervier, Eugénie, âgée de 10 ans, entre à l'hôpital des Enfants-Malades, salle Sainte-Pauline, dans le service de M. le docteur de Saint-Germain, le 18 juin 1877.

Le 18 juin, cette jeune fille tombe avec un flacon à la main. Celui-ci se brise et l'un des fragment pénètre dans l'éminence thenar. Il en résulte une plaie linéaire, d'un centimètre d'étendue à peu près et située sur le prolongement du bord cubital du pouce quand il est porté dans le plus grand degré d'abduction.

Une hémorrhagie abondante se déclare. Un médecin appelé fait de la compression au niveau de la plaie; le sang paraît s'arrêter. Mais dans la journée, nouvelle hémorrhagie ainsi que le lendemain matin. C'est alors que le médecin ordinaire place un tampon formé de linge sur l'humérale au-dessus de sa partie moyenne et envoie l'enfant à l'hôpital.

Voici que l'on constate :

La compression a été tellement énergique que le bras est complètement violacé, ainsi que l'avant-bras et les doigts. La piqûre d'une épingle n'est pas sentie à la main ni sur les doigts et un léger degré d'œdème existe près du poignet et du dos de la main.

Cette compression est enlevée par l'interne de garde qui d'avance a préparé la bande d'Esmark et l'a mise à ses côtés pour s'en servir au besoin. Il n'y a pas d'hémorrhagie. Jugeant que des caillots suffisants s'étaient produits on se borne à exercer une compression au-dessus du poignet avec deux morceaux de liége sur le trajet de la radiale et de la cubitale. Un pansement simple est appliqué sur la plaie.

Rien de nouveau jusqu'au samedi suivant, (la compression avait été enlevée depuis deux ou trois jours) lorsque la petite malade fut atteinte d'une angine diphthéritique assez grave.

Le dimanche l'hémorrhagie se reproduit et M. de Saint-Germain éteint séance tenante un cautère dans le fond de la plaie.

Depuis lors plus d'hémorrhagie.

Une eschare légère se détache, la plaie bourgeonne et se cicatrise complètement au bout de quelques jours.

La petite malade put triompher de la diphthérie et sortit tout à fait guérie le 15 juillet.

TABLE DES MATIÈRES

www.ingramcontent.com/pod-product-compliance
Ingram Content Group UK Ltd.
Pitfield, Milton Keynes, MK11 3LW, UK
UKHW020020080726
13614UKWH00003B/1471